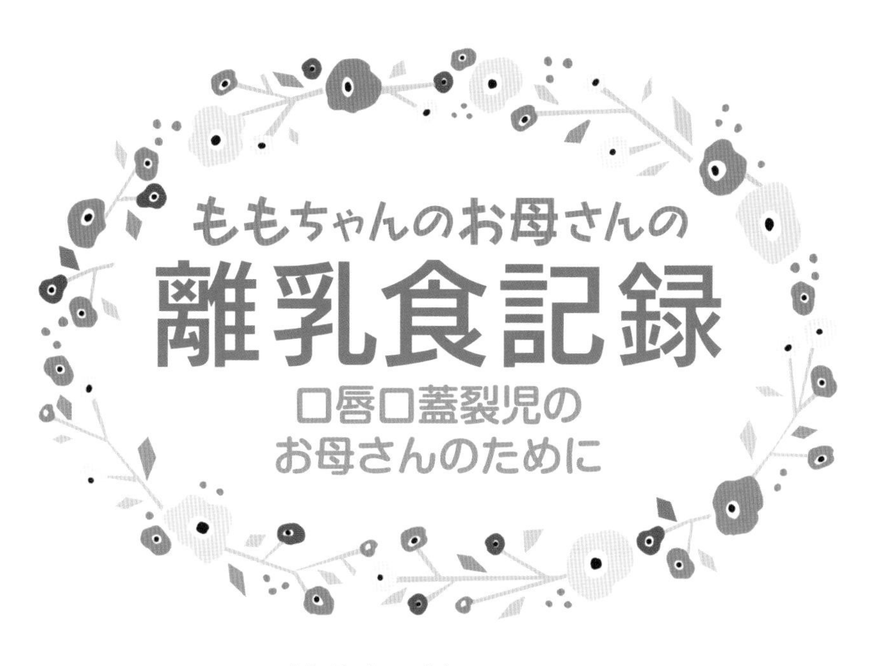

ももちゃんのお母さんの

離乳食記録

口唇口蓋裂児のお母さんのために

はやし けいこ 著

特定非営利活動法人 日本口唇口蓋裂協会 監修

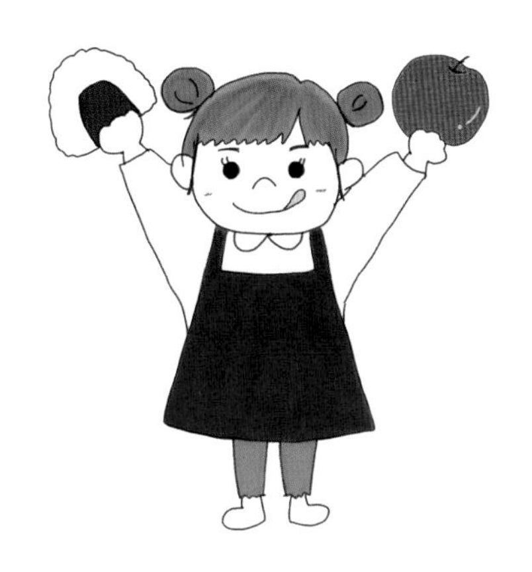

一般財団法人 口腔保健協会

はじめに

私自身、口唇口蓋裂という疾患を妊娠している時に見たテレビで知りました。その時テレビでは「適切な治療をすれば治る病気です」と言っていました。まさか自分の娘が口唇口蓋裂をもって生まれてくるとは思わず、それを知った時は驚きましたが、テレビと同様に主治医にも「治る病気です」と言われました。私は「治るのならば、ちゃんと病院に連れて行って適切な治療を受けさせればいいか」くらいの気持ちでいたのを覚えています。

しかしいざ育児をしてみるとミルクの飲みは悪い、離乳食は食べない、鼻から出てくるなど、さまざまなトラブルがありました。行政が行っている離乳食相談に行っても「そのうち食べるようになるよ」の一点張りでトラブルは解決せず、モヤモヤしていました。「そのうちじゃなくてすぐにどうにかならないのか、ならない理由は何なのか、口唇口蓋裂が原因なの？」と悶々としていました。

離乳食から現在までの娘の食事について本にしてまとめたいと思ったきっかけは、娘の食事に日々悩んでいても相談、解決する場が周りになかったこと、私と同じように悩んでいる親御さんが少なからずいるのではないかと思ったからです。口唇口蓋裂だからといって特別な食事をあげるわけではありませんが、口腔内の構造の問題から子どもたちは食べにくさを感じているのではないかと思いました。食べやすい物だけをあげるわけにはいかないので、食事で親御様が苦労することもあるかと思います。

本書では娘の離乳食の記録、離乳食のポイント、その時にあった実際の悩み、私なりの解決法などを載せました。同じ境遇の親御様からいただいた質問を盛り込みながら管理栄養士、離乳食・幼児食アドバイザー（母子栄養協会認定）、健康咀嚼指導士（日本咀嚼学会認定）の観点から少しだけお答えさせていただきます。

お子様との食事の時間がもっと楽しくなることを願い、筆をとりました。ぜひ、軽い気持ちでお読みください。

はやし　けいこ

CONTENTS

第1章　誕生から離乳食完了期まで

1. 待望の娘誕生！
2. 娘の口唇口蓋裂の治療の流れ
3. 離乳食　初期（ゴックン期）
4. 離乳食　中期（モグモグ期）
5. 離乳食　後期（カミカミ期）
6. 離乳食　完了期（パクパク期）
7. 離乳食から幼児食への移行

01 待望の娘誕生！

2014年に結婚し、半年後に妊娠したことがわかりました。少々母体の体重の増加が激しかったものの、仕事をしながら妊婦生活を満喫しており、娘が生まれてくるのを楽しみにしていました。

産休に入り、里帰り出産のため分娩予定の病院でエコー検査をしてもらった時に口唇口蓋裂が発覚しました。画面に映る赤ちゃんの顔の鼻から口にかけて黒い線がくっきりと映し出されていたのです。エコーを見て「これはもしかして口唇口蓋裂ではないか」と言われました。ちょうどその時、テレビドラマで口唇口蓋裂が題材となり疾患については知っていました。里帰り先の病院にはNICU※がなく、万が一の時は母子分離になることを告げられ、里帰り出産を諦め、自宅近くにあるNICUのある大学病院で産むことにしました。産後、通院も多かったので自宅近くの病院でよかったと今では思います。

現在通っている病院の口唇口蓋裂センターに電話をかけた時に対応してくださった先生が、後に娘の主治医となったのですが、不安でいっぱいの私に優しく丁寧に説明して下さいました。「きっとここなら大丈夫！ 行ってみよう！」と決意しました。出産前に口腔外科・形成外科・小児科の担当医から今後の治療について説明を受け、さまざまな不安が解消されたのを覚えています。

しかし、まだまだ不安の方が大きく「ネット検索魔」となりました。「どうしよう。なんで」そんな気持ちがぐるぐる回っていました。しかし主治医を信頼し、一番の強い味方である主人が常に励まし、時には喝を入れてくれたおかげで、生まれてくるわが子を楽しみだと心から思えるようになりました。

予定日から１週間遅れて生まれてきたわが子、やっと会えた喜び、これまでの不安、すべてが重なり分娩台で娘と共に私も大号泣でした。「口唇口蓋裂があってもわが子は最高に可愛い。エコーで見たままの顔だ」と嬉しさでいっぱいでした。体重も2,980g、予定日より１週間遅かったため母体でできるだけ大きく育ってくれたのでよかったです。

NICUで口腔外科がすぐに口の中の型取りをしてホッツ床（P.10参照）を装着してくれました。翌日面会に行くともうすでに装着されていて、そのおかげでミルクもすぐに飲めるようになりました。生まれた時からホッツ床を入れていたので特に嫌がることもなく、無事２週間で退院！　家族３人での生活がスタートしたのです。

退院後は慣れない生活、今後の不安にときどき押しつぶされそうになりましたが、主人が治療に前向きだったのが救いでした。おかげで、二人三脚で育児・治療に向き合えました。主人には本当に感謝しています。

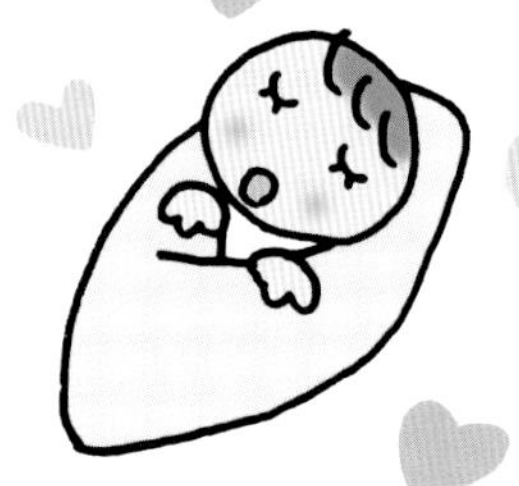

※ NICU：新生児集中治療室

02 娘の口唇口蓋裂の治療の流れ

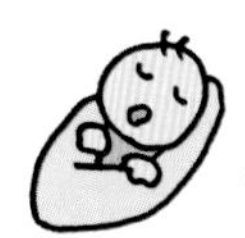

誕生〜生後3カ月

娘は病院で哺乳指導をうけるときに口の形を印象して人工口蓋床（ホッツ床、図1）を装着、1〜2週間ごとに通院し調整をしました。娘の人工口蓋床には手術前に鼻の形を矯正する装置（NAM）もついており、その調整も一緒に行っておりました。ホッツ床は外来の直後だとパカパカして一見よくなさそうなのですが、披裂を誘導する役割があるのである程度余裕が必要とのことでした。実際に2週間後に見てみると、パカパカしていた余裕はなくなって若干きつくなっていました。そしてまた削って、の繰り返しでした。口唇形成術までの間はテープで唇を寄せるように固定することを課題とされ、毎日必ずテープを貼っていました。

私はテープは病院の売店で売っていた「3M マイクロポアテープ ベージュ」を使用していましたが、他にもいろいろあるようです。剥がすときに粘着部分が皮膚に残ってしまうので、お風呂に入った時に粘着部分をふやかしてガーゼでクルクルと優しくこするとよく取れました。

術後は傷口保護のため細口ニップル哺乳瓶で哺乳を行うと主治医から指示があったので、手術2週間前から哺乳方法を乳

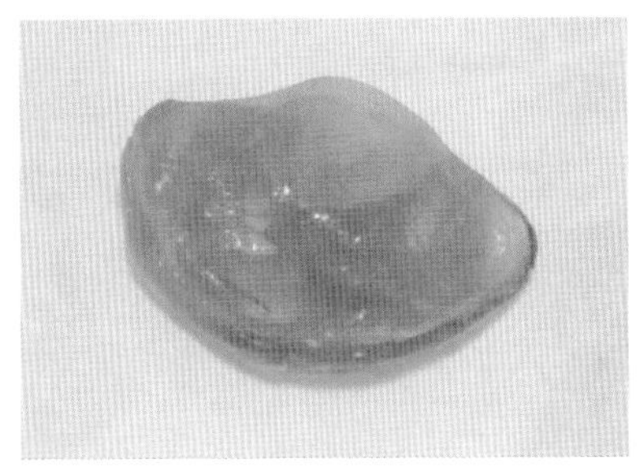
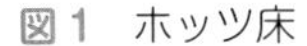
図1　ホッツ床

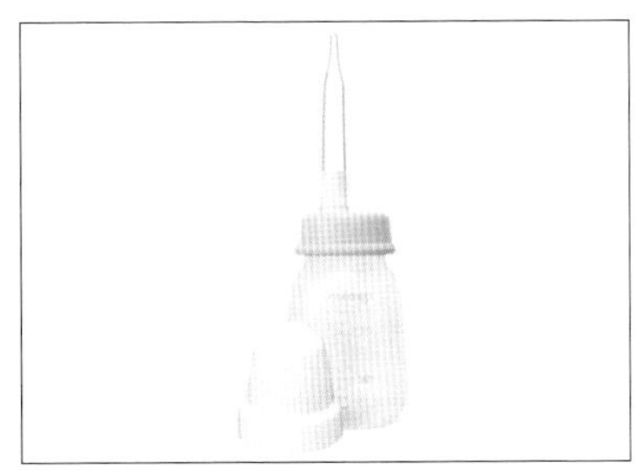
図2　ピジョン　細口補食器

首からピジョン製の細口ニップル（図2）に変更しました。しかし病院によっては、最初はスプーンで摂取しているところもあるようです。

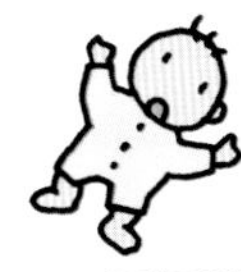

生後3カ月

口唇形成術を受けました。入院は10日間。術後3日ほど顔が腫れました。術後3時間後に湯冷まし、先生が腸の動きを確認して娘の場合はミルクは術後6時間後からスタートしました。夜中のミルクもしっかり飲めたので、手術翌日には点滴が外れました。しかし術後数日間は点滴ですます方もいるようです。術後4日くらいで笑顔が増え安心したのを覚えています。

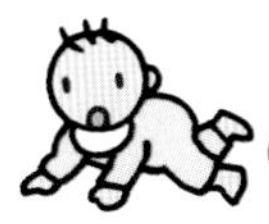

生後5カ月

離乳食スタート！ 生後4カ月頃から歯が生えてきたので、離乳食を始めました。

（これは私の娘の場合であって、詳しくは口唇口蓋裂協会の治療に関する図書を参考にして下さい）

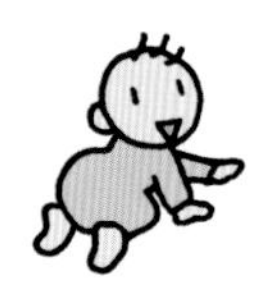

生後6カ月

ホッツ床がなくてもミルクが飲めることがわかり、歯もどんどん生えてきたのでホッツ床卒業となりました。

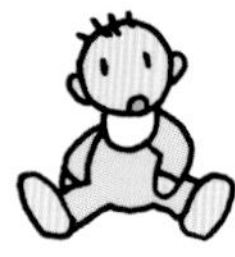

生後9カ月

「よだれでポアテープがくっつかない」と相談したところ、術後半年経ったのでテープを貼らなくてよいことになりました。

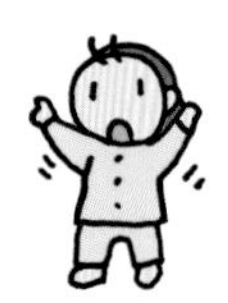

1歳3カ月

通常なら軟口蓋裂形成手術を行いたかったのですが、体重が全く増えず（当時8kg）1歳6カ月まで待つことに。言葉が出始めたらすぐに教えてと言われたのですが、その当時は喃語（なんご）※しか出ていませんでした。「体重を10kgに増やすようにがんばって」と言われました。生後10カ月から歩き始め、よく動く子だったのでなかなか体重が増えず、この辺りが一番苦労しました。

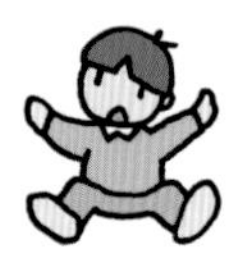

1歳6カ月

体重は約9kgでしたが、「言葉が出てきたので手術しましょう！」となりました。術前、術後の絶食や水のようなご飯で、もともと細かった娘がどんどん痩せていくので心配でした。「体重が10kg超えていて欲しい！」と再三言われていた理由がここでわかりました。

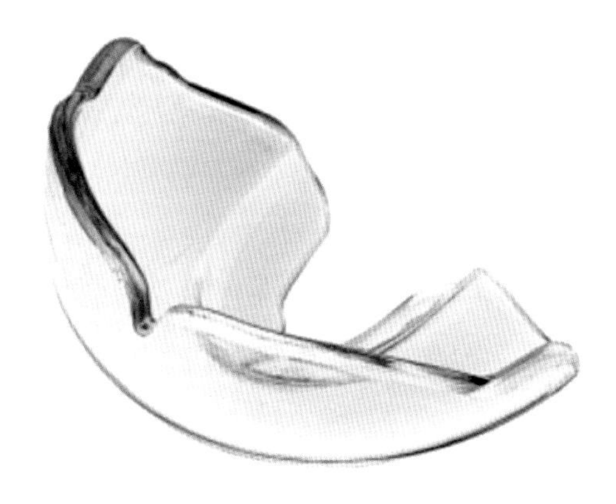

図３　ムーシールド

両耳とも滲出性中耳炎になっていたので、この時に同時にチュービング手術（鼓膜チューブ挿入術）も行ってもらいました。

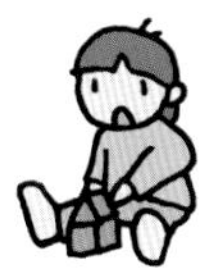

2歳

チュービング手術をしてから音がよく聞こえるようになり、言葉がどんどん出るようになって、心身共に成長していきました。術後２週間は自宅で安静にしてから保育園へ復帰しました。

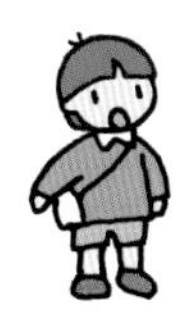

3歳6カ月

反対咬合気味なので「ムーシールド」（図３）という矯正装置を、睡眠時と日中１時間入れて生活を始めました。約１カ月で反対

※**喃語**　乳児の言葉にならない発声

咬合が改善傾向になり、娘にはとても効果がありました。
現在は口腔外科に月１回、形成外科に半年に１回、言語聴覚科に３カ月に１回という頻度で通っています。その他にもかかりつけの耳鼻科で月１回の鼓膜チューブのチェック、歯医者でクリーニングと虫歯の定期検診を行っています。チューブ周りに耳垢がついてしまう時があり、点耳薬でふやかして除去します。
今後の治療は８歳前後で口腔外科による硬口蓋裂形成手術を行い、鼻翼修正手術は顔の大きさがある程度決まったころ（女の子だと中学生～高校生くらい、男の子だと高校生～大学生くらい）で予定しています。
こうやって書いてみるとこの３年半、口唇口蓋裂を忘れた日は１日もありませんでした。それはこれから先もずっとそうだと思います。いずれ娘が自分の疾患を理解した時に「あなたは生まれてからこれだけ頑張ってきたんだよ」と伝えてあげようと思います。

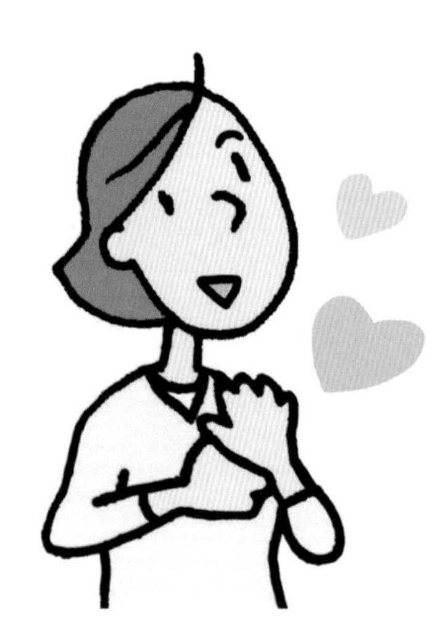

03 離乳食初期（ゴックン期）

口唇口蓋裂があっても離乳食を始める時期はほぼ同じです。目安はさまざまですが、月齢と体調を考えて始めましょう。術後の場合は主治医に始めてもよいか確認を取っておくと安心です。この時期はあくまでも食べ物を飲み込むことに慣れる時期なので、赤ちゃんの機嫌のよいときに少しずつ焦らず始めましょう。

●離乳食開始の目安

☑ 生後５～６カ月である（それ以前に始めても消化機能が準備できて いないので負担になるだけです）

☑ 首のすわりがしっかりしていて、寝返りができる

☑ ５秒以上座れる

☑ よだれが増えたり、大人が食べていると目で追ったり、欲しそうにする

☑ スプーンを口に入れても舌で押し返さない

→押し返してくる場合は哺乳反射が残っている場合と口唇裂の術後だと唇が敏感になっていてスプーンなどの食具を受け付けない場合があります。舐めても大丈夫なおもちゃやマッサージなどで乳首以外の刺激に慣れていくと次第にスプーンを受け

付けてくれるようになります。焦らずゆっくり待ちましょう。

●こんな日に始めると安心

・平日の午前中

→①午前中は消化機能が活発だから。

②万が一のときに病院が開いているから。（近所の小児科の診察時間をチェックしておきましょう）

・予定のないとき

→予定があると出先で体調が悪くなったときに病院探しが大変です。（市区町村が異なると医療証が使えず手続きが面倒になることも）

・湿疹がないとき、または少ないとき

→皮膚トラブルがあると食物アレルギーによるものか判断がつきにくいです。あらかじめ皮膚の状態をチェックしておくと安心です。アトピー性皮膚炎がある場合は主治医に相談しましょう。

●初期の固さ

食材を滑らかにすりつぶしたものになります。目安はヨーグルト・ポタージュくらいで、舌触りのよいものにしましょう。

●あげ方のコツ

①赤ちゃんは体を起こした状態にする。（鼻もれや裂に食べ物が入り込むのを防げます）

②スプーンを正面から差し出し、口を開けたら下唇に少し触れ、口が開くのを待ち下唇の上に水平に置く。

③上唇を閉じて離乳食が口の中に入ったら、そのまま水平にスプーンを引き出す。

術後、上唇の動きが弱かったりすると唇を閉じることができず、食べ物が唇の横から漏れたりします。スプーンですくって口に入れてあげましょう。口をなかなか閉じないときは、下あごを手でそっと優しく押したり上唇を押さえてあげると閉じやすくなります。

その際、離乳食を上あごに擦り付けるようにスプーンを斜めに入れたり、食べ物を口に流し入れるのはやめましょう。初期はゴックン期と呼ばれるように「舌を使って食べ物を送り、飲み込むための練習期間」なのです。赤ちゃんのタイミングで飲み込めるよう心がけましょう。

●進め方

・初めての食品は1さじずつ与え、様子を見ながら日に日に量を増やしていきます。（1さじ＝小さじ1なので離乳食用のスプーンだと3～4さじになります）

・授乳の前に1さじからあげます。

・1回食を1カ月くらい続けたら2回食にステップアップしましょう。その場合、1回目は午前8～10時頃、2回目は午後12時～4時頃にあげるとリズムが作りやすいです。

・果物をあげる際も加熱しましょう。大人にとって果物は生食のイメージが強いですが赤ちゃんにとっては初めてのもの。アレルギー・細菌感染を防ぐためにもしっかり加熱してからあげましょう。

・離乳食の後のミルクは欲しがるだけあげていいです。

・裂に食べカスが入っている場合は濡らしたガーゼや先の丸い綿棒で取ってあげましょう。

●気をつけること

初期の離乳食は水分量が多く、塩分がほぼないので雑菌が繁殖しやすくなります。赤ちゃんは抵抗力が弱いので調理器具(特にすり鉢、裏ごし器) はよく洗浄し乾燥させましょう。洗剤で洗った後、熱湯をかけたり薬液 (ミルトンなど) に浸したりすると殺菌効果抜群です。

●離乳食初期に使える食材

エネルギー源食品	米・米粉・バナナ・ジャガイモ・サツマイモ
ビタミン・ミネラル食品	かぼちゃ・大根・かぶ・人参・ほうれん草・小松菜・白菜・キャベツ・玉ねぎ・トマト・ミニトマト・ブロッコリー・きゅうり・イチゴ・みかん・すいか・梨・青のり
タンパク質源食品	しらす・鯛・ひらめ・豆乳・豆腐・黄粉・卵黄

(2019年3月　厚生労働省　授乳・離乳の支援ガイド改定より)

国立成育医療センター「離乳食早期の鶏卵摂取は鶏卵アレルギーを予防する」という研究結果から、以前は離乳食中期(7

～８カ月）に卵黄摂取を推奨していましたが、2019年３月より離乳食初期（５～６カ月）に変更となりました。

あげ方は従来と変わらず、固ゆで卵の卵黄の中央部分を耳かき１さじ程度からスタートです。

現在この本の執筆にあたって過去の動画や写真を見ていたら、離乳食本を読みばっちりイメージトレーニングまでしていたのに、いざあげてみると緊張して娘の上あごに擦り付けるようにしている私が写っていました……典型的なNG例です。皆様はゆっくり焦らずあげましょう！

離乳食やミルクの後に口の中を覗くと、裂に食べカスやミルクのカスがいっぱい！「白十字　ハクジウ綿棒３号」が綿の直径10㎜で口の中にピッタリなサイズなので、食後に濡らしたこの綿棒を口に入れクルクルと回してからめ取り、掃除をしていました。こちらはネットショッピングで購入していました。

生後４カ月で下の歯が生えてきたのでホッツ床を使うかどうか、口腔外科の先生と相談しました。結果的にミルクのときだけホッツ床を使うという方針に変わりました。離乳食でゴックンと飲み込むのに慣れてきたころ、試しにホッツ床なしでミルクを飲んでみたらいつも通りに飲めました。なのでお守り代わりにいつも持ってはいましたが、生後６カ月のころにはホッツ床を卒業していました。

ももちゃん離乳食記録　抜粋

2016年9月１日（離乳食１日目）

・10倍粥……１さじ

首も据わっているし、食べ物への興味もある、スプーンを拒絶せず唇や歯茎でカミカミしていたのと、５カ月を過ぎたので、離乳食を開始。

初めて10倍粥を食べた娘は「なんじゃこりゃ !?」と目を丸くさせていた。びっくりしながらも食べてくれたのでよかった！

2016年10月７日（離乳食37日目）

・８分粥＋昆布出汁＋ほうれん草
・バナナ＋豆腐

（以上、完食）

わりとご機嫌で食べてくれた。この日初めて鼻からほうれん草が出た !!

これが噂に聞いていた口蓋裂あるあるか……。くしゃみなどで出たのではなく、飲み込むタイミングで出てきた。

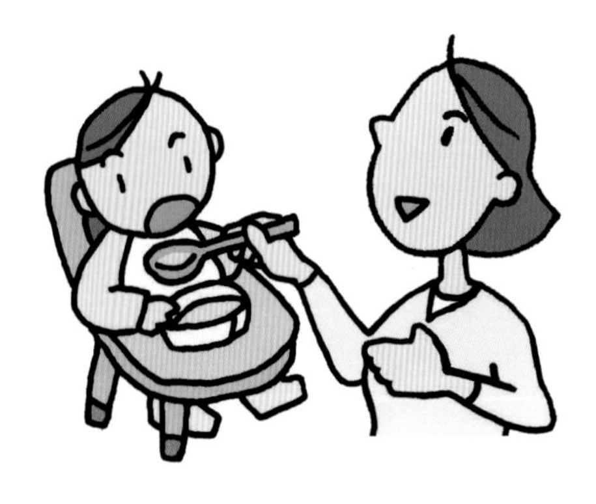

04 離乳食 中期（モグモグ期）

モグモグ期になると少し形のあるものが増えるのですが、裂に挟まってくしゃみが止まらなくなったり、むせたりすることが出てきます。そのたびに離乳食を中断したり、赤ちゃんがグズグズしてしまい、うまく進まないことも増えてきます。

親御さんは「ちゃんと栄養が摂れているのか不安です」「急に嫌がるようになって食事がストレスになってしまいました」など心配になり、ストレスを抱えてしまいがちです。

でもこの時期はまだミルク・母乳からの栄養がほとんどなので、栄養面はさほど気にしなくても大丈夫です。「さぁ、今日から７カ月！ モグモグ期の食形態にするぞ！」と意気込んでも、いきなり粒々の食べ物が出てきたら赤ちゃんもびっくりです。離乳食本の中期のご飯を参考にして、レシピより水分を多めに作っていました。特にお粥は水分調節がしやすいので、10 倍粥から一気に７分粥にせず、10、9、8、７分粥と細かく進めました。口の動き、食べにくそうにしてないか、丸呑みしていないかなどをチェックして、慣れてきたら水分を少しずつ減らしていき、モグモグ期の終わりころに７倍粥に近づいていれば問題ないでしょう。

少しずつ口の中が成長し、顎がモグモグと上下に動き始めてきます。しかし口唇裂術後で唇の動きが弱いと口の横から漏れてしまったりします。スプーンで再度口に入れてあげたり、口の周りをガーゼで拭いてあげましょう。唾液の中には消化酵素が入っていますので、デリケートな皮膚に付着すると荒れてしまうこともあります。食事の前に「プロペト（白色ワセリン）」を塗っておくと、ヨダレや食べ物による刺激を防ぐことができます。

●モグモグ期を開始する目安

☑ 生後7カ月を過ぎた
☑ 離乳食を食べることに慣れた
☑ 口を動かすようになった
☑ 離乳食を飲み込むことができる

●固さの目安

豆腐のような舌でつぶせる固さがよいでしょう。ベビースプーンの背で簡単につぶせる硬さまでしっかりと加熱することが大切です。

●あげ方のコツ

・早い子ではお座りができるようになりますのでベビーチェアなど姿勢が安定し、足が床につくものを選ぶとよいでしょう。
・口の中にまだ食材が残っているのに慌てて次の食材を持っていってしまうと、赤ちゃんも慌てて丸呑みをしてしまうので、しっかり口の中のものを飲み込んだのを確認してからスプーンを運ぶようにしましょう。
・口に入れてもあまり口を動かさない子もいます。そのようなときは食事をあげる人も一緒にお口をモグモグさせてみましょう。実は離乳食をあげている人はその場で自分は何も食べていないケースが多いのです。「モグモグしようね」と声掛けすることも多いと思いますが、赤ちゃんからしてみれば「何のことだ？」という感じでしょう。そこで食べさせてくれる人がお手本となってあげると赤ちゃんにもわかりやすくなります。一緒にモグモグ、オススメです。

●モグモグ期から使える食材

エネルギー源食品	食パン・小麦粉・うどん・そうめん・金時豆・とうもろこし・里いも
ビタミン・ミネラル食品	なす・ピーマン・パプリカ・レタス・もやし・アスパラガス・ズッキーニ・桃・りんご・ブドウ
タンパク質源食品	納豆・高野豆腐・卵白（卵黄を食べてから）・無糖ヨーグルト・カッテージチーズ・鮭・鶏ささみ肉・鶏ムネ肉（脂身の少ない部分）

（2019年3月 厚生労働省 授乳・離乳の支援ガイド改定より）

●気をつけること

・白身魚に慣れたら赤身の魚にしましょう。鶏肉は脂肪分の少ないささみを選ぶとよいでしょう。

・野菜は繊維が少なくアクの少ないものを選びましょう。

・野菜の切る大きさは約 5㎜角くらいがよい。そのままだと食べにくいのでお粥や昆布出汁の餡に絡ませると食べやすくなります。食べにくそうでしたらお粥に混ぜてあげてもよいです。

このころからベビーフード（BF）を使用。固さもちょうどよく目安になるので自分も食べて参考にしていました。ベビーフードだけで出すことはせず、何か他の食材と混ぜたり、味の変化をつけるのに使用していました。ベビーフードは凝縮された食べ物のエキスが入っているので味がしっかりしており、娘の食べっぷりもよかったです。

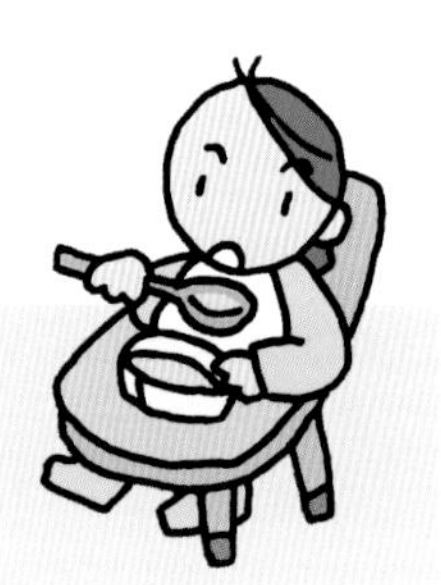

ももちゃん離乳食記録　抜粋

2016年11月1日（離乳食62日目）

・8倍粥＋納豆
・かぶ＋にんじん
・みかん（絞ったもの）

完食

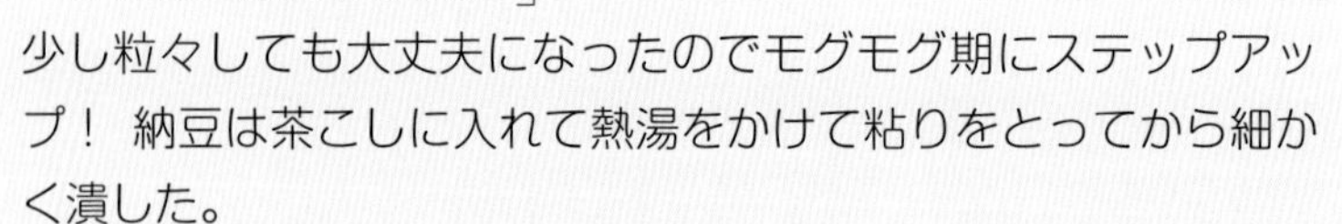

少し粒々しても大丈夫になったのでモグモグ期にステップアップ！ 納豆は茶こしに入れて熱湯をかけて粘りをとってから細かく潰した。

2016年11月2日（離乳食63日目）

・じゃがいもペースト+白身魚+BF角切り野菜……8割食べた
・ほうれん草+ヨーグルト……半分食べた
・食後にミルク

パサパサの魚がお気に召さずギャン泣き。もっととろみが必要だった？ 反省。

05 離乳食後期（カミカミ期）

このころになると離乳食にも慣れてくるころかと思います。1日2回食べるのも慣れてきたし、粒々もなんとか食べられるようになったし、次はカミカミ期だ！ と意気込んで離乳食本をめくると……「え、こんな固形物食べるの？ 歯生えてないのに絶対無理でしょ」と驚く方も多いと思います。私もその1人でした。でも、焦らなくて大丈夫です！ モグモグ期の時と同じように、少しずつ変えていきましょう。

3回食になるとストックはどんどん減るし、レパートリーもマンネリ化する、1日中頭の中は離乳食のこと……と疲れてしまうお母さんが増えるのもちょうどこのころです。

ときには市販のベビーフードに頼っていいと思います。真面目なお母さんほどベビーフードへの罪悪感を抱えるのですが、サッと出せて洗い物も減ってとても楽です。ベビーフードはさまざまな食材が入っているので、どうしても素材の味そのものが消えてしまいがちなので、1品手作りのものを出してあげましょう。それだけで立派な食事です！ ベビーフードについては後ほど細かくお話します。

●カミカミ期を開始する目安

☑ 生後９カ月を過ぎた

☑ ３回食が食べられそうな生活リズムが整ってきた

☑ 口を左右に動かせる

●固さの目安

歯茎で簡単に押しつぶすことができるくらいの固さ。熟したバナナくらいが目安です。指やスプーンの背で押しつぶせるくらいの柔らかさだと赤ちゃんの歯茎でもつぶしやすいです。これを目安に食材を加熱しましょう。

口唇裂手術後の赤ちゃんはまだ唇の筋肉の動きが弱く、口周り全体を使ってカミカミすることが難しいのです。カミカミ期は舌と上あごでつぶせないものを歯茎の上でつぶすことを覚える時期なのですが、口蓋裂があるとその感覚を獲得するのに少々時間がかかります。ですから歯茎を使って食べ物を押しつぶすことを覚えるには、根気よく、赤ちゃんの好きな食べ物でいいので練習することが大切です。次第に赤ちゃんも慣れてきてコツを掴むようになります。

この時に口の中に食べ物を溜め込んでいるからといって、無理やりお水やお茶で流し込んでしまうことがないようにしましょう。噛まずに丸呑みするクセが付きやすくなります。

●あげ方のコツ

・自分の意思で食べ物に手を伸ばしたりする時期です。スプーンを持ちたがる子も出てきます。赤ちゃんが持っても危なくないようなプラスチックやシリコン製のスプーンを持たせて、介助用にもう１本用意すると楽です。

・手掴み食べはこの時期はまだ難しいですが、自分で食べたがるようであれば柔らかく茹でたにんじんやバナナを縦切りにして持たせてあげるといいです。まだ１口量がわからず、詰め込み過ぎてしまうのでしっかりお子様を見てあげましょう。

●カミカミ期から使える食材

エネルギー源食品	マカロニ・スパゲッティ・春雨・長芋・山芋
ビタミン・ミネラル食品	青梗菜・アボカド・わかめ・ひじき・寒天・めかぶ・焼きのり
タンパク質源食品	チーズ・かつお・めかじき・ほたて・ツナ缶

（2019年3月　厚生労働省　授乳・離乳の支援ガイド改定より）

●調理のコツ

・生後9カ月以降は鉄が不足しやすくなります。ズリバイ、ハイハイなど活動量が増えるので鉄分の多い食材を離乳食に取り入れましょう。赤身の魚、赤身肉（特に牛肉、挽肉でも◎）、レバー、ツナ、ほうれん草、小松菜、豆腐、納豆に多く含まれます。鉄分はビタミンCと一緒に吸収されるので、蒸し野菜や果物などを一緒に食べるといいです。

・レシピなどの写真ではかなり固形に写っているものも多いですが、まだまだ柔らかく加熱が必要です。また肉や魚にはトロミ餡などをかけて口の中でまとまりやすいようにしましょう。
・調味料は醤油・味噌・ケチャップなども少量なら使用できます。食べられる食材が限られているので味で変化をつけてマンネリを防ぎましょう。

ももちゃん離乳食記録 抜粋

2017年1月23日（離乳食146日目）

・5倍粥
・サツマイモ+バナナ
・肉じゃが
　　完食

家だとなかなか食べず。母もストレスが溜まるので、毎日支援センターで近所の子とお昼ご飯を食べる。他の子が食べているのを見て娘も食べるようになったので行ってよかった。

2017年1月29日（離乳食151日目）

・5分粥＋ツナ
・ほうれん草のスクランブルエッグ……不評

卵のパサパサ感が嫌だったみたい。卵に牛乳を入れてふんわりさせたけどダメ。今度はケチャップ餡かけにしてみよう。

06 離乳食完了期（パクパク期）

離乳食完了期は歯が上下４本ずつ生えていて、前歯で食べ物を噛み切ったり、手掴み食べに挑戦するようになったら進んで行きましょう。

まだ上下が生え揃っていないときは下の歯＋上の歯茎でもかじり取れるくらいの固さにします。

食事の量も増え自然と日中のミルク、母乳が減ってきます。その分足りない栄養は補食で摂るようになります。字の通り「補（おぎなう）食（しょくじ）」は甘いおやつというよりは食材に近いものを選ぶようにしましょう。おにぎり、ふかし芋、果物、おやきなどもよいでしょう。

また、正しい生活リズムを身につけることが大切な時期です。家族で１日に１回は食卓を囲むことを意識していきましょう。

●パクパク期の開始の目安

- ☑ １歳を過ぎた
- ☑ ３回食のリズムに慣れた
- ☑ 前歯で食べ物を噛みちぎろうとする

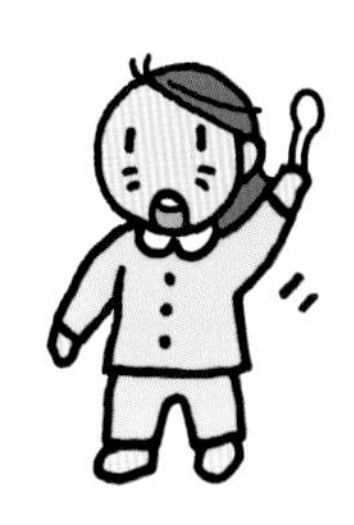

●固さの目安

パクパク期は歯茎で噛みつぶせる固さが目安です。食べ物でいうと肉団子くらいの固さがちょうどよいでしょう。今までより食べられるものが多くなるので離乳食のメニューも広がりやすくなります。

●パクパク期から使える食材

エネルギー源食品	五穀米・胚芽米など
ビタミン・ミネラル食品	れんこん・ゴボウ・青ネギ・にら・キノコ類
タンパク質源食品	油揚げ・厚揚げ・がんもどき・大豆・おから・バター・あじ・いわし・さんま・えび・かに・あさり・ハマグリ・桜えび・鮭フレーク・鶏もも肉・牛豚合挽き肉・牛挽肉・豚挽肉・豚ヒレ肉・牛もも肉など

（2019年3月　厚生労働省　授乳・離乳の支援ガイド改定より）

１歳をすぎたら「はちみつ」が使えるようになります。１歳未満の乳児ははちみつによる乳幼児ボツリヌス中毒の恐れがあります。１歳過ぎからにしましょう。

●あげ方のコツ

・この時期は口へ詰め込み過ぎたりこぼしたりしながら一口量を覚えていきます。手掴み食べを覚えると共に食具を使った動きを覚えていきますので、横で見守りながらサポートしてあげましょう。

・口蓋裂の子はストロー飲みが難しいので、早くからコップ飲みの練習を始めるとよいです。（コップ飲みの利点は後ほど説明します）

・遊びと食事の切り替えがうまくいかない子も出てきます。遊んだおもちゃは片付けたり端に寄せて、テレビは消して、食事に集中できるようにサポートしてあげましょう。

・喉に詰まるのが心配で何でも一口サイズに切ってしまうと、自分の一口量がわからなくなってしまい、逆にどんどん詰め込んでしまいます。おにぎりなどは親が持ってかぶりつかせるとよいです。かぶりつくと唇の筋肉を使うので、平常時のポカン口（P.53参照）を防ぐよいトレーニングにもなります。

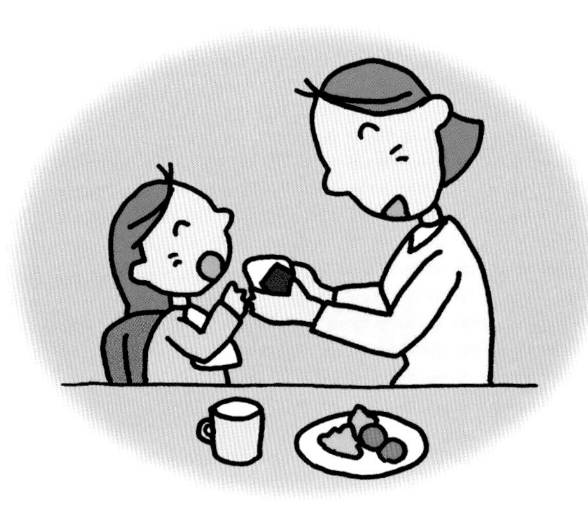

ももちゃん離乳食記録

2017年３月29日（離乳食303日目）

・ツナうどんおやき
・鶏豆腐肉団子
・トマト
・バナナ
（以上）完食

うどんを細かく切り、ツナを入れておやきにした。小判型にしたら食べやすかったみたいでよく食べた。豆腐の入っている鶏肉団子は柔らかめだがしっかり歯茎で噛めているので◎。
バナナはときどき力加減がわからなくなり握り潰して悲惨になるが、耐えるのみ。これまた忍耐修行。

2017年４月７日（離乳食312日目）

・ニラ玉ドリア
・野菜とささみのとろみスープ
（以上）完食

粉チーズを少しかけるとよく食べた。スープはサラサラして飲みにくそうだったから、とろみのもとを途中で入れて食べやすくした。

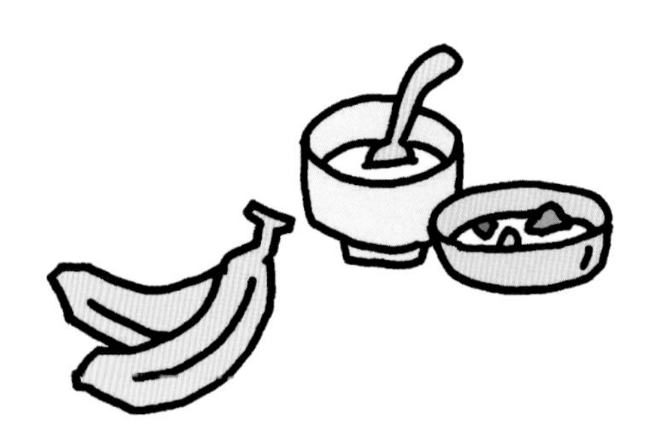

07 離乳食から幼児食への移行

さまざまな離乳食本を読むと離乳食完了期（カミカミ期）は１歳６カ月まで、それ以降は幼児食となっています。しかし前日まで離乳食を食べていた子が急に幼児食に変化しても硬さや味の違いなどで驚いてしまします。

離乳食から幼児食に移る時のことを「幼児食移行期」と呼び、徐々に形態を幼児食へと変えていきます。そうはいっても３歳くらいまでは薄味を心がけ、食べにくい食材は繊維を断ち切り、柔らかく煮たりするなどの工夫が必要です。

前歯で一口をかじりとることで一口量を覚えていくので、このころは手掴み食べなどを積極的にしてもよいでしょう。１食の中のどれか１つが手掴み練習になるものだとよいかもしれません。持ちやすいスティック状のものや、焼き固めて崩れにくいものなどが食べやすいでしょう。

手の指は『突き出た大脳』と言われるくらい発達に重要な部分です。上手に食べられるようになるまではサポート側も子どもの意思を尊重し、「汚しちゃダメ」ではなく「自分で食べられたね！」と声をかけてあげたいですね。

第2章　離乳食の悩みと解決方法

1. 口唇裂手術後の哺乳瓶は今まで通りでいいの？
2. 軟口蓋裂手術後の食事
3. 苦手な食材とその調理法
4.「噛みなさい」をやめました
5. 食具で食べる力、口腔機能を育てたい
6. コップ飲み記録　娘よ、唇の筋肉を鍛えるのだ！
7. お母さん、虫歯にさせないでね
8. ベビーフードは悪なのか？
9. 箸トレーニング、始めました

01 口唇裂手術後の哺乳瓶は今まで通りでいいの？

口唇裂手術後にふと疑問に思いました。「唇がくっついたから今までよりもミルクを飲みやすくなっているよなぁ……」「でも哺乳瓶の乳首を変えて飲めなくなったら困るよなぁ……」

担当医に乳首を変えた方がいいのか相談してみると答えがスパッと返ってきました。

「哺乳瓶の乳首を普通のタイプに変えた方が顎の成長に繋がる、でも飲めなくなったら体重が減って体の成長に支障が出る。術後まだまだ体力回復にエネルギーを使うから無理に変えなくてもいい。普通の乳首で適正時間内（15～20分くらい）に飲めるのならそれに越したことはないけど」

「気になるならやってみたらどうかな？ ダメだったら今までのものに戻せばいいと思うよ」

その話を聞いて私が考えた結果は『変えない』でした。娘は体重が軽く、ミルクを飲むのに30分以上かかる子で、乳首を新しくした日は飲むのに疲れて途中で寝てしまうくらいでしたので、体重を増やすことを優先させました。ちなみに娘が使用していた乳首は「チュチュベビー メディカル乳首　スリムタ

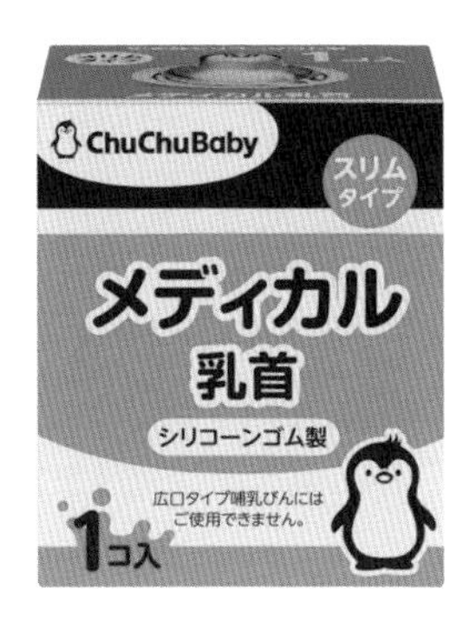

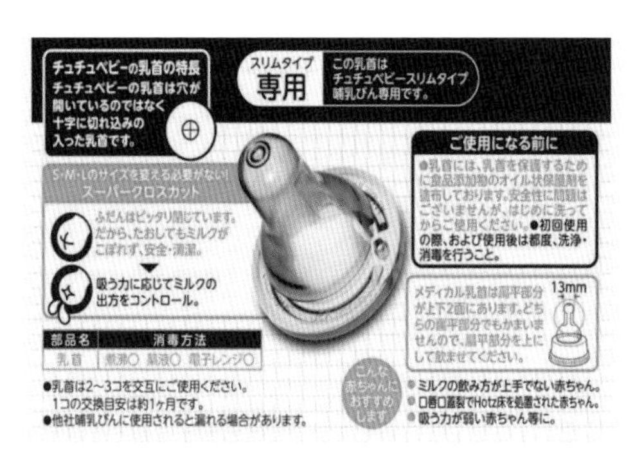

図1　チュチュベビー メディカル乳首 スリムタイプ

イプ」です（図 1）。

ここはさまざまな考え方があると思いますので、主治医に従って下さい。口唇裂のみで口蓋裂がないお子様は術後、普通の乳首でも飲める可能性があります。

娘の場合は結果的に変えなくて正解でした。しっかりとミルクを飲むことができたので成長曲線をはみ出さず、小柄ながらもあまり風邪もひかずに大きくなれました。

結局このまま 1 歳過ぎの断乳まで同じ乳首を使い続けました。(注：哺乳については個人差がありますから、担当医と十分相談して下さい)

02 軟口蓋裂手術後の食事

◎病院での食事

1歳6カ月の時に形成外科にて軟口蓋裂の手術を行いました。

術後当日	術後4時間後に白湯、後は点滴のみ
術後1日目	白湯は好きな時に飲んでOK、後は点滴のみ
術後2～3日目	昼からご飯スタート！ 昼は10倍粥、液体ヨーグルト、味噌汁の上澄み、夜は10倍粥野菜だしスープ、リンゴジュースが出ました
術後4～5日目	7倍粥、豆腐のムース状、煮物のムース状、すまし汁、かぼちゃのペーストなど離乳食中期程度の形態でした
術後6～7日目	5倍粥、魚のほぐしたもの、野菜の煮物を潰したもの、そぼろ餡掛け、ゼリーなど離乳食後期程度の形態でした
術後8日目～退院	軟飯、そぼろ、刻んだ野菜、具入りの味噌汁、バナナなど離乳食完了期程度の形態でした

２日に１度食形態をステップアップさせてその都度、形成外科が術部の確認を行い、問題がなければ進めていくという方針でした。このあたりは病院によってかなり差が出るところです。術後鼻からチューブを用いて胃に直接食事を入れる所もあれば、翌日から常食の所もありました。

娘の通う病院はどちらかというと慎重派なので心配性の私は安心できました。

余談ですが娘は水分の多い食事でおしっこの回数が増え、急にオムツかぶれを起こしました。急遽軟膏を処方してもらったのを覚えています。オムツが外れていない子は注意が必要かもしれません。

◎退院後の食事

退院時には離乳食完了期程度の固さは食べられるようになっていたので、退院後１カ月は固さに注意して食事を用意しました。

主治医から気をつけてねと言われていたものはトースト、煎餅など固く長い形状の食べ物でした。保育園でも園の管理栄養士さんと相談してシリコン製の食具を持参させてもらい、食事内容もメニューによって変えてもらいました。娘は０歳児クラスがある保育園に通っているので、硬さを離乳食後期〜完了期程度のものをお願いしました。こういう点では保育園選びの際に０歳児クラスがあると食事の融通がききやすく助かります（園の方針にもよると思いますが）。

硬口蓋の手術時はすでに大人と同じような食事をしている年齢なので術後の食事に苦労したという声をよく聞きます。

水っぽい食事を嫌がるようでしたら主治医の許可のもと、加熱なしでとろみがつく介護用のとろみ調整剤を少量使用したり、練り味噌やふりかけなどを使用したという体験談も聞きました。

私は口唇口蓋裂の親子のためのサイト（Leonine）にてレシピを掲載しています。

そのうちの１つが先日、口蓋裂手術を終えたお子様の食事に役立ったというお声をいただいたのでレシピを記載します。術後柔らかい食事ばかりであまり楽しみもない……そんなときにちょっと嬉しい優しいおやつです。（術後でなくても普段のおやつや離乳食に取り入れても大丈夫です！）

《お豆腐バナナババロアのレシピ》

材料（プリンカップ4個分）

・絹ごし豆腐……250g
・バナナ…………大１本（小さめなら1.5本）完熟のものがおすすめです。
・豆乳……………150cc
・ゼラチン……… 6g

作り方

①フードプロセッサーに絹ごし豆腐・バナナ・半量の豆乳（75cc）を入れ攪拌する。
②残りの豆乳（75cc）を電子レンジ（600w）で30秒加熱し、ゼラチンを入れて完全に溶かす。
③ゼラチンを溶かした豆乳を①に入れ、再度攪拌する。
④プリンカップに流し入れ、ラップをかけて冷蔵庫で2～3時間冷やし固めたら完成。

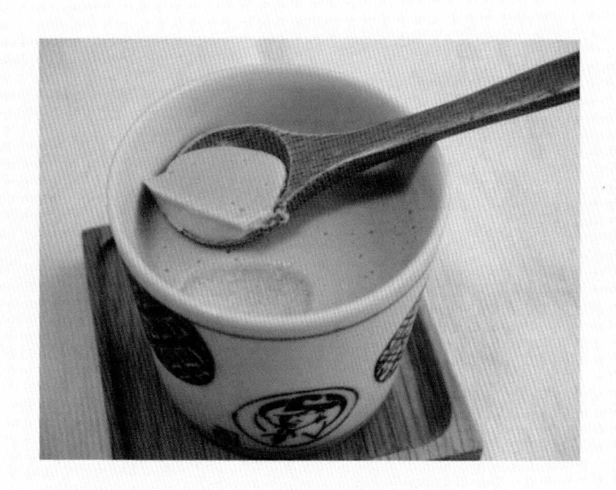

甘いバナナを使うことで砂糖不使用でも甘味は十分です。甘味の少なそうなバナナのときはハチミツを小さじ１程度入れても構いません。

ハチミツを使用するときは乳幼児ボツリヌス症を防ぐためにも１歳を過ぎてからにしましょう。

03 苦手な食材とその調理法

◎幼児食に移行する時期の苦手な食材

娘は１歳６カ月のころに離乳食から幼児食に移行したのですが、食べにくそうな食材が結構あり苦労しました。「口唇口蓋裂だから？」と考えましたが疾患の有無とは関係なさそうです。いちばん最後に生えてくる第二乳臼歯が咬み合う３歳ころまでは苦手な食材は多いので調理での工夫が必要でした。

離乳食期から幼児食前期の子どもが苦手な食材

1：ぺらぺらしたもの…………レタス、わかめ
2：皮が口に残るもの…………豆、トマト
3：硬すぎるもの…………………かたまり肉、えび、いか
4：弾力のあるもの………………こんにゃく、かまぼこ、きのこ
5：口の中でまとまらないもの…ブロッコリー、ひき肉
6：唾液を吸うもの………………パン、茹で卵、さつまいも
7：匂いの強いもの………………にら、しいたけ
8：誤飲しやすいもの…………こんにゃくゼリー、もち

（小児科と小児歯科の保健検討委員会：歯からみた幼児食の進め方，小児保健研究66（2）：352-354，2007．より）

口から出してしまうことがあったり、噛んで噛み切れていないのに飲み込もうとして「オェッ」となったりしました。「このままでは丸呑み癖がついてしまう！」と思い苦手な食材は工夫して出すようにしました。

◎調理法の工夫

離乳食では細かく切って柔らかくすることがメインだったのですが幼児食では『歯応え』も食事の中に取り入れました。少し固さがある方が噛もうとするので葉物は外側よりも芯に近い部分を選んでいました。

娘はイカ・海老・かまぼこなどのグニュっと噛みにくい食材が苦手です。海老やイカはすり身にして団子にする、かたまり肉は圧力鍋で柔らかくする、スジは切る、酵素や塩麹などに付け込んで柔らかくもしました。サツマイモは水分の多いりんごと煮る、香りの強い野菜は餃子に入れその分調味料を使わない、ゼリーはカップのまま与えずお皿に移してから……など。

食べにくいものは口から出してしまうこともありますが、丸呑みするよりはよいと思っています。噛んでみたけど飲み込めなかった、というときはそこまでの過程を褒めました。しっかり噛めば唾液が出てくるので、口の中で食塊を作りやすくなります。「幼児食になったから！」といっていきなり大人と同じ固さでは食べられないので、離乳食の時のように少しずつ固くしていきました。

段階を踏んで食形態をステップアップして、しっかり噛むことを覚え、丸呑み癖をつけないように心がけています。

もしも今お子様が苦手な食材があったら、無理強いせず、調理法を見直してみたり、他の食品で代用してみましょう。

04 「噛みなさい」をやめました

口唇口蓋裂の影響か定かではないのですが、娘は肉や葉物野菜を食べづらそうにしていました。飲み込もうとすると「オエッ」となってしまい、その後は食べることすら嫌になってしまいました。これには結構悩まされ、食事の際に何度も「噛みなさい」と言い続けてきました。言う方も言われる方もあまり気持ちのよいものではなく何となく空気が悪くなってしまったのです。

「このままでは良くない！」と思い食事用の椅子、調理法や声かけ方法を変えることにしました。（調理法については「3. 苦手な食材とその調理法」に記載）

◎足の裏がつく椅子を

娘が１歳のころ、出かけ先で借りたベビーチェアに座って食事をしていたら、食事中に立ちあがることもなくしっかり座って食事をスムーズに食べていたのです。家では落ち着きがなく椅子から降りようとしたり、食事に集中している様子が見られませんでした。自宅で使っていたのはハイローベッドを座れるようにしたもので、お店で借りたものとの違いは「足の裏がつく椅子かどうか」でした。

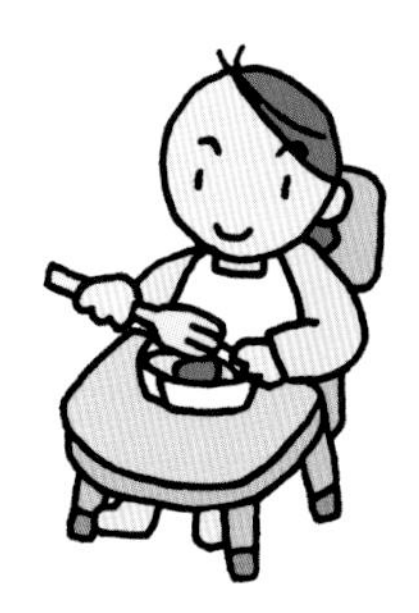

足の裏が地面や床についた状態だと踏ん張ることができ、自分で姿勢を保ち、噛む力も伝わりやすくなります。これを機に足裏が床面につくタイプの椅子に買い換えました。今までは足裏がつかない状態で足をよくバタバタさせていたのですが、買い替えてからは食事に集中する時間も増え、飛躍的に食べるのも上手になりました。当時は１歳過ぎだったのですが、自食ができるようになり食べる楽しみが増えたようです。

◎耳から聞いて食事を楽しむ

しかし２歳を過ぎても苦手な食べ物はありました。「噛みなさい」といっても噛めず、吐き出してしまうことも。そんなときは耳で聞いて食事を楽しむように心がけました。咀嚼しながら耳に響く音もおいしさを感じる要素の一つです。また食事中の「きれいな緑色だね」「おいしそうだね」といった言葉かけも、子どもにとっては食事に集中し楽しく食べるために大切なことです。

保育園の先生に相談したらクラスでブームになっている食事中の音遊びがありました。「先生の噛んでいる音は何でしょうか？」と言って先生が食べ物を噛み、皆が集中してその音を聞いて、噛んでいる食べ物を当てるといった内容です。「今度は自分もやってみる！」と言って、苦手な食材をよく噛むことを覚えていきました。家でも同じようにやってみるとこれまで「噛みなさい！」と言っていたのに自ら音を楽しみながら食べる姿が見られました。「きゅうりはちょっとうるさいなぁ」「このレタスすごいシャキシャキだね」など言葉のレパートリーも増えました。

◎噛むことの大切さ

ゆっくりとよく噛むことは、将来の健康につながるだけでなく、さまざまなメリットがあります。反対に噛むことが苦手だと誤嚥事故や好き嫌いの原因になることがあります。

「上手に噛むことができているか」のチェックポイントとして

① 前歯で自分に合った一口量をかじりとれているか

② 唇が閉じた状態で噛むことができているか

があげられます。

①の前歯でかじりとることができるかどうかでは、一口量が多すぎると上手に噛むことができません。

②の唇を閉じた状態で噛むことができると、舌を上手に使って食べることができます。

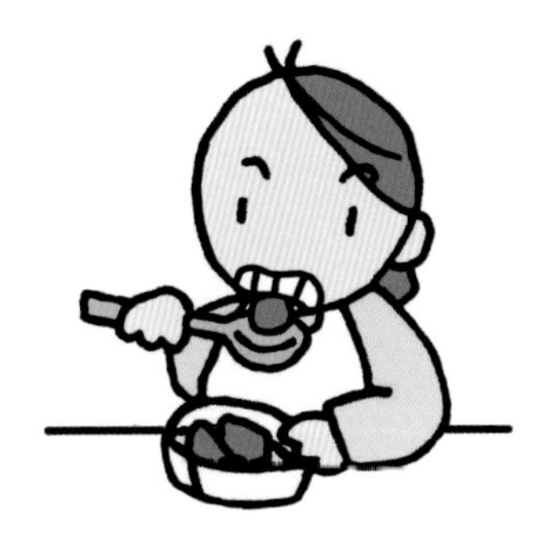

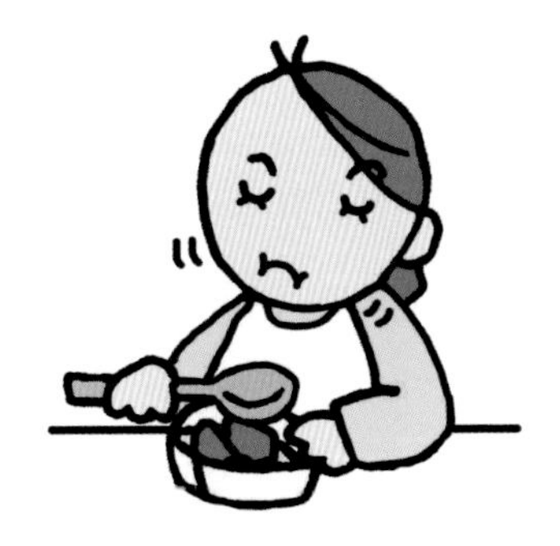

《噛むメリット》

・味覚が育つ消化を助ける
・食べ過ぎを防ぐ
・運動能力の発達（食いしばる力）
・歯並びをよくする
・言葉がはっきりとする

《噛まないデメリット》

・喉に食べ物が詰まる
・口の中に傷ができる
・大きな食べ物が飲み込めない

嫌な体験・苦しい体験が好き嫌いを増やす

　噛むことができたらたくさん褒めてあげましょう。時間はかかりますが気にかけることで、次第に何も言わずによく噛んで食事をするようになりますよ。

05 食具で食べる力、口腔機能を育てたい

離乳食を食べるにあたって必要なのは食具です。スプーンやフォークは月齢別で売っているものもあるので選びやすいですが、器は形もさまざまです。特に口唇口蓋裂だからこれがオススメ！というものはなく、月齢に合わせた食具を選んであげることが大切だと実感しました。

使いやすいと思う食器のポイント

1：電子レンジ、食洗機可能……これは親目線です
2：持ち手がある……………………自食をする際にあると安定します
3：カーブのついたフチがある…とても重要！（詳しくは下記参照）

このなかで特にカーブのついたフチは子どもにとって重要です。スプーンに食べ物を乗せる際にカーブがあると乗せやすく、自食がスムーズにできるようになります。

◎フチなし食器とフチあり食器

ある日、プレート皿でご飯を出しました。可愛い食器で見た

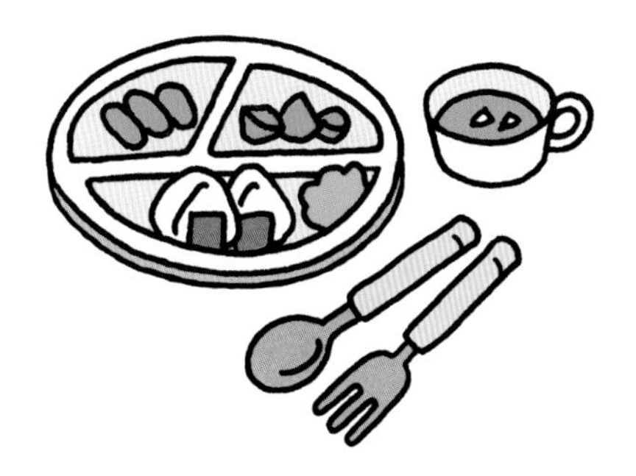

目がよかったのがいちばんの理由です。ところがそのお皿にした途端、普段はスプーンを使って食べるのに手で食べたり、スプーンに乗せるときに手を使うようになりました。しまいには「食べさせて」と言うようになったのです。後に本人から「食べにくい」と言われ、よく見ると皿にはフチがなく、スプーンに乗せにくかったようです。

見た目と機能は必ずしも一致するものではなかったのです。

その後、フチのついた食器に戻したら難なく食べるようになりました。そして自分で食べられたことがとても嬉しかったようです。「自分でできる」この気持ちが成長に繋がります。

◎フォークよりスプーンを

また口唇口蓋裂児は術後、唇の筋肉の動きが弱いので、フォークで食べ物を刺して食べるよりも、スプーンを使うことをおすすめします。

フォーク食べは簡単で自食が容易にできるようになるなど、いいこともあります。しかしフォーク食べの特徴として、①刺して食べるので手首を使わない、②唇をあまり使わず、上下の歯（もしくは歯茎）だけで食べ物を口の中に取り込む、などがあげられます。

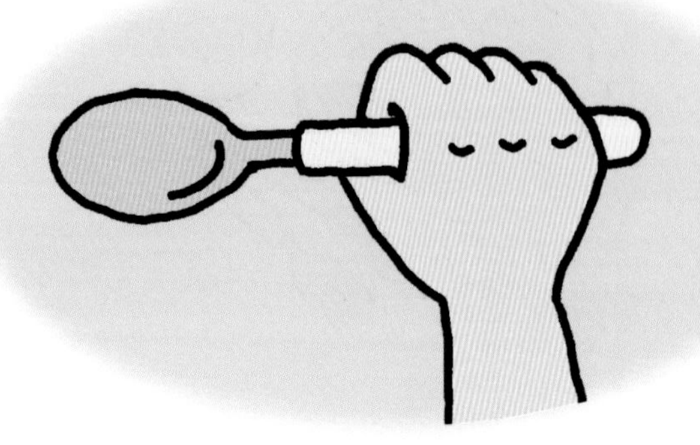

図1　上手持ち

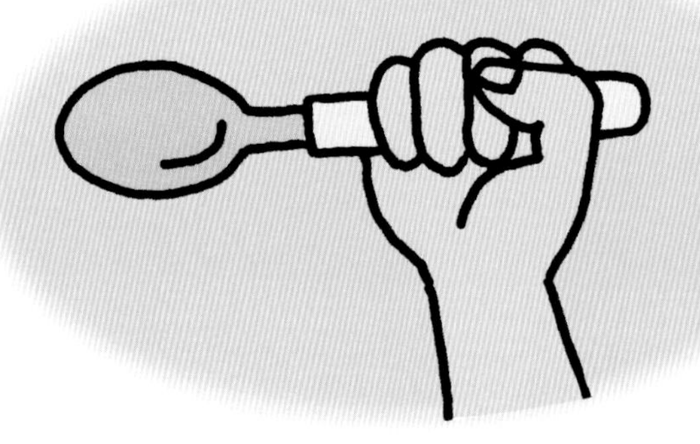

図2　下手持ち（逆手持ち）

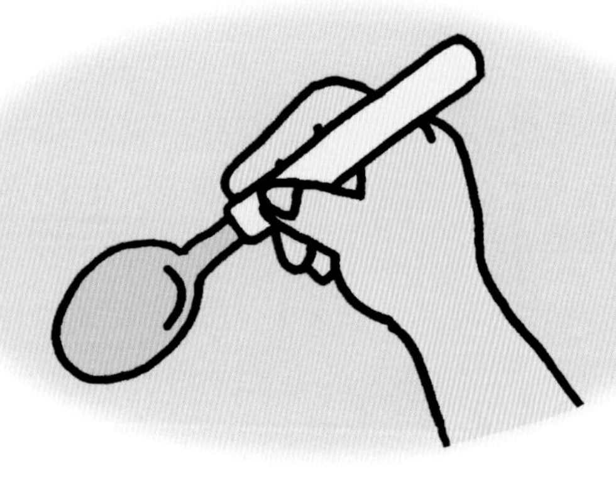

図3　鉛筆持ち

スプーンのように手首を捻って食べ物をすくう動きは、手指の発達、後に箸の動きに繋がります。はじめに上手持ち（図 1）、下手持ち（図 2）、鉛筆持ち（図 3）と変化していきます。

またスプーンは唇を使い、食べ物をはさみ取り口の中に取り込むので唇の筋肉を鍛え口唇閉鎖力をアップさせるのに最適です。初期～中期のころは筋肉が弱く、食べ物にも慣れていなかったので口の横からこぼれてしまうことも度々ありましたが、だんだんと唇で食べ物を挟みとることができるようになりました。

私は娘の離乳初期から幼児食まであまりフォークは使わず、スプーン食べを心がけています。その効果もあってか娘は通常時（何もしていないとき）、口が開いていることがなくなりしっかりと閉じられるようになりました。

もし今、「2 歳を過ぎていてスプーンを使って食べるのが上手にならない」、「いつも口がポカンと開いているな」と思ったら、器やスプーンを見直してみるのもいいかもしれません。

子どもにとって食べやすい食器に変えるだけで楽しく食べながら口腔機能が鍛えられるのは嬉しいですよね。

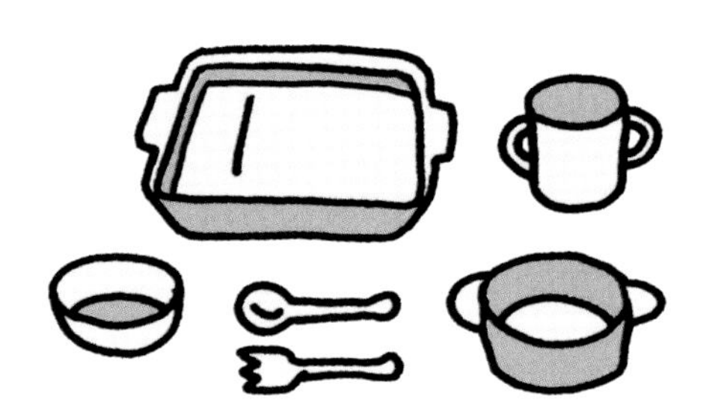

06 コップ飲み記録 娘よ、唇の筋肉を鍛えるのだ!

◎ストローはむずかしい

「口蓋裂があるとストローを使うのは通常よりもむずかしい」というのはよくあることだと思います。娘も現在も硬口蓋裂はあり、ストローは特定のものしか使えません。

思い返せばまだ娘が生後7カ月のころ、「ストロー使えるかな?」と思い、赤ちゃん用のストローマグを使ってみましたが飲めず……。今度は蓋を押すと出てくるマグを使ってみると、こちらが押せば飲める。しかし、なんでもかんでも触りたいお年頃……こぼしたりして毎度拭くのも面倒臭い。何せ麦茶の茶渋はなかなかしぶとく、洗濯も一手間でした。

周りの子と比べても仕方ないのに比べてしまう。支援センターでストローマグを器用に持って飲んでいる子が羨ましかったのを覚えています。結局1歳過ぎには「コップ飲みを練習するのなら、無理に今ストローマグの練習をやらなくてもいいや!」と自己判断してストロー練習を諦めました。

生後9カ月からコップ練習を開始。はじめは「修行かな?」と思うくらい、びしょびしょにこぼしていました。顎の下にガーゼを置いて、コップを支えて飲ませていました。だんだんとコップでの飲み方にも慣れてきて、１歳の誕生日の時には自分でコップを持ち飲めるようになっていました。

◎コップ飲みのすすめ

ストローは手軽で飲みやすく、使用している親御さんも多いかと思います。しかしストローを使って飲んでいるときの舌の動きは、哺乳瓶でミルクを飲んでいるときの動きとさほど変わりがありません。唇や顎の発達にはコップ飲みがオススメです。

コップ飲みをすると、

①唇の筋肉が発達するのでポカン口※が防げる

②鼻呼吸を習得し風邪を引きにくい

など利点だらけなのです。

※**ポカン口**：無意識に口が開いている状態

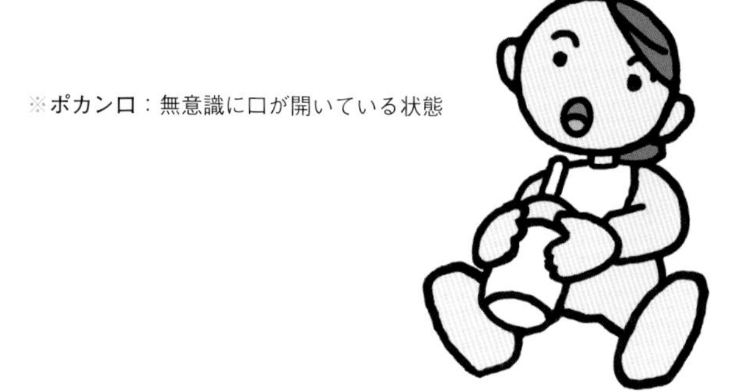

管理栄養士としてさまざまなお子様と会うことが多く、つい口元を見る癖があります。ストローを常用している子の口元はいわゆる「ポカン口」になっていることが多く、通常時に意識しないと口が開いてしまい閉じることができません（その他にも要因はあると思いますが）。この唇を閉じる力（口唇閉鎖力）を鍛えていくことが口唇口蓋裂児にとって大切だと私は思っております。

ポカン口になると口の中が乾燥し、唾液の減少につながり虫歯になりやすくなります。特に顎裂付近の歯は生え方に癖があり、ただでさえ歯磨きしにくいところです。唾液は口の中を潤してくれるだけでなく、菌や汚れを洗い流す役割もあります。唾液減少により、食べかすなどが口内に残り虫歯につながりやすくなってしまいます。

さらにポカン口は扁桃炎になりやすく、中耳炎のリスクも高くなります。口唇口蓋裂児は滲出性中耳炎にかかりやすいので、気をつけてあげたいですよね。

◎コップ飲みの前段階からストローまで

術後は、口唇の動きが弱いので唇をキュッと閉じるのが苦手な子が多いです。

コップ飲みの前段階として、離乳初期にスプーンを上唇に押し付けるのではなく、赤ちゃんが自分の上唇で食べ物を取り込むようにサポートします。フォークで刺して舌中央部に食べ物を入れ込むような食べさせ方では唇の筋肉トレーニングにはなりませんので、できるだけ離乳食用のスプーンを使用しましょう。

上記の食べ方に慣れてきたら、スプーンやお椀に味噌汁の上澄みやお茶を入れて「すすり飲み」をさせてみましょう。お椀は親御さんが支えて持ちます。だんだんと唇をすぼめて飲むのが上手になり、コップ飲みに繋がります。

もちろん、ストローを使えるのも便利なので、コップ飲みが上手になってから練習してもよいでしょう。コップ飲みが上手になっているころには口蓋裂の手術を終えている子もいるので、術後主治医の許可が下りたらストロー飲みに挑戦してみるのもいいと思います。コツを掴めばすぐに飲めるようになりますよ。

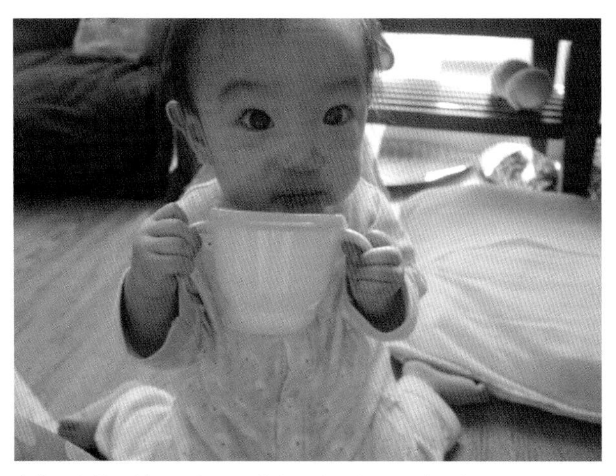

生後７カ月の娘　ストローをカミカミしていました

07 お母さん、虫歯にさせないでね

◎いつから歯磨きするの？

歯が生え始めたころ、口腔外科の主治医から笑顔で言われました。「お母さん、この子の歯は虫歯にさせないでね」

さてどうしましょう……。いつから歯磨きをするのだろう？と悩む方もいると思います。この疑問は口唇口蓋裂に関係なく、どの親御様もあるようです。実際に私が行っている育児相談会でもこの質問はとても多いです。

私の場合、娘が生まれてからホッツ床の装着やミルク後に綿棒を使用した口腔内の清掃などで口の中を触ることに慣れていたので、あまり「この日から！」という感じではなかったです。

生後４カ月で下の前歯が生えてきたので、ミルクを飲んだ後に濡らしたガーゼを指に巻き付け歯茎と萌出した歯を拭くようにしました。

生後６カ月くらいから上の前歯が生えてきたので、柔らかいナイロンブラシを使用して仕上げ磨きを行っていました。自分で持てるシリコン歯ブラシも使用し、食後の習慣にしていました（図１）。

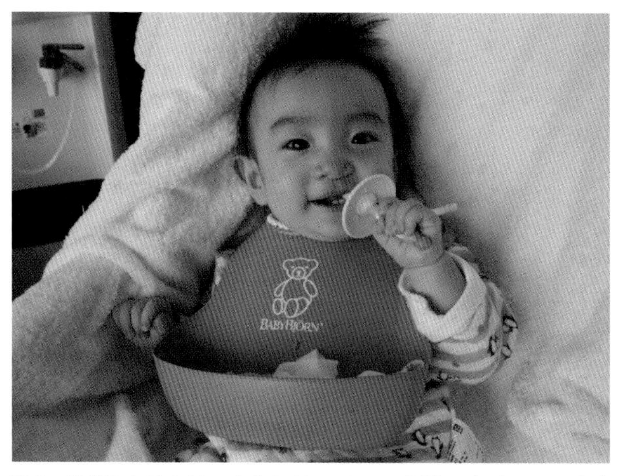

図1　生後6カ月の娘　食後にはシリコン素材の歯ブラシで歯磨きのまねっこ

◎歯磨きジェルの使用

歯磨きジェルを使用し始めたのは1歳6カ月からでした。理由はそのころから歯磨きを嫌がったからです。歯ブラシを噛んでみたり、暴れたり……こちらもムキになって怖い顔をしていたと思います。

少しでも歯磨き時間を楽しく思ってもらえるように、研磨剤の少ない歯磨きジェルを使用しました。薬局で自分が好きな味を選び､それを楽しみに歯磨きをしてくれるようになりました。

歯磨き粉は自分で「ゆすぐ」ことができるようになってから仕上げ磨きで使っています。保育園で麦茶を飲むので前歯が茶渋で色素沈着をしていたのですが、研磨剤入りの歯磨き粉を使うようになってからは色素がつくスピードが遅くなりました。それでも色素沈着してしまうので、2～3カ月に1回かかりつけの歯医者でクリーニングをしてもらっています。

◎歯磨きグッズの利用

顎裂部分の歯は斜め、かつ奥側に生えているのでとても磨きにくいです。その部分の歯はタクトブラシ（図 2）を使用して磨いています。ピンポイントに磨けるのでとても重宝しています。娘は物事がだんだんわかるようになってきたので、「なんでここの歯だけこの歯ブラシなの？」と聞いてきます。まだ口唇口蓋裂について話していないので返答に困ったのですが、一貫して「ここに赤ちゃんの歯が生えているから小さな歯ブラシで磨いてあげようね」と伝えています。娘もすんなり受け入れ顎裂部分の歯を可愛がっています。

娘は歯と歯の隙間が少なく、狭いので、夜寝る前の歯磨き時にはフロスも使用しています。味が付いている子ども用のフロスなので味を選ぶのも楽しいようです（図 2）。

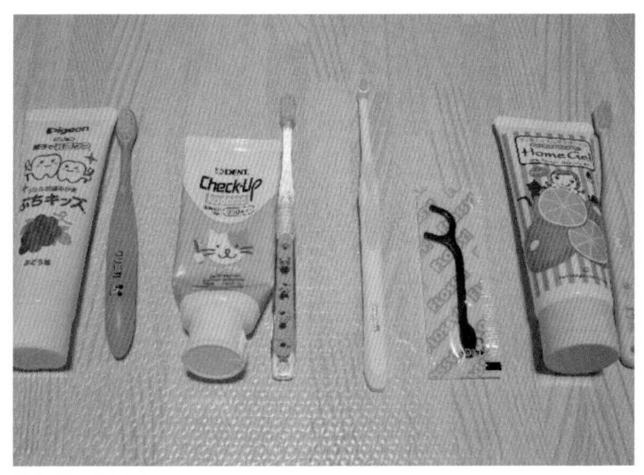

図2　普段使用している歯磨きグッズ
左からジェル状歯磨き、ペースト歯磨き粉、タクトブラシ、歯間フロス、フッ素ジェル。
仕上げ用歯ブラシは大正製薬「歯医者さん　乳幼児」を使用。毛がしっかりしているのでとても磨きやすく歯科衛生士さんおすすめの品です。

◎虫歯リスクを減らす習慣を

出かけ先で歯磨きができない時に甘いものを食べた後は、水かお茶で口の中をすすぐように心がけています。低月齢のころは赤ちゃん用の歯磨きナップを指に巻き付け、歯の表面をサッと拭いてあげたりもしました。言葉がわかるようになってからは、「おうちに帰ったら歯磨ききちんとしようね」のお約束でおやつを食べたりしています。

乳歯のうちから虫歯になってしまうと永久歯での虫歯のリスクが高くなります。口唇口蓋裂児は矯正治療を行う子が多く、その際に虫歯があると虫歯の治療をしてから矯正治療に入るので時間と負担がかかってしまいます。乳歯のうちから虫歯リスクを減らす生活習慣、食習慣を身につけられるよう心がけています。

08 ベビーフードは悪なのか？

離乳食初期は「全部手作りするぞ！」と意気込んでいたのですが2回食、3回食へと進むと一日中ご飯のことを考えていました。口蓋裂特有の鼻漏れもあり、うまく進まない時期も重なり疲れてしまいました。育児疲れ、通院疲れ……などが重なって、一時期離乳食を苦痛に感じていました。

そんな時、瓶入りの素材別のベビーフード（以下BF）をはじめに購入したのを覚えています。初めて買った時は「これって手抜きなのかな…ダメなのかな…」と後ろめたい気持ちがありました。

でも、「洗い物が少なくて楽！ しかも食べ進みがいつもよりいい！」が第一印象でした。しっかりペーストされていて、野菜のエキスがギュッと詰まっているので塩分は規定内なのに味がはっきりしているのがよかったようです。

◎BFのタイプ

ベビーフードの調理形態は大きく2つに分けられます。

〈ドライタイプ〉…水や湯を加えるとペースト状に仕上がる

フリーズドライは粒や素材の形に再現される。味も素材のものに近く、離乳食初期から使用できるものも多い。

〈ウェットタイプ〉

レトルトパウチや瓶詰めなど。いずれも封をしてから高熱殺菌処理することで賞味期限を延ばしているので、保存料などは使っていない。

◎BFのメリット

ベビーフードのメリットは

・初めての食材としてチャレンジしやすい
・旅行や外出、災害時用
・疲れたとき、病気のとき
・味付けのバリエーション　などです

高熱殺菌の過程によって食材が柔らかくなるため、乳児の咀嚼の発達を促す面でみるとベビーフードだけだと不十分なので、手作りの離乳食との組合せがオススメです。

しかし角度を変えて見てみると、口蓋裂の術後にはこの均一な柔らかさが適しているように思います。病院によっては退院後も柔らかめのご飯の指示が出るところもあります。そのような場合はベビーフードが手軽で使いやすいでしょう。

通院など外出先で離乳食を食べる予定があるとき、自宅から手作りのご飯を持っていくのもよいのですが、ゴックン期やモグモグ期は食事の水分量が多く、時間が経つと雑菌も繁殖しやすくなります。そのようなときはしっかり殺菌されているベビーフードが安心安全でしょう。

◎気をつけること

ベビーフードの味付けには魚や肉の旨味の詰まったエキスが入っているので塩分は規格内ですが味はしっかりとしています。家でベビーフードのような味に再現しようとすると塩分が濃くなってしまうので気を付けましょう。

◎愛用していたベビーフード

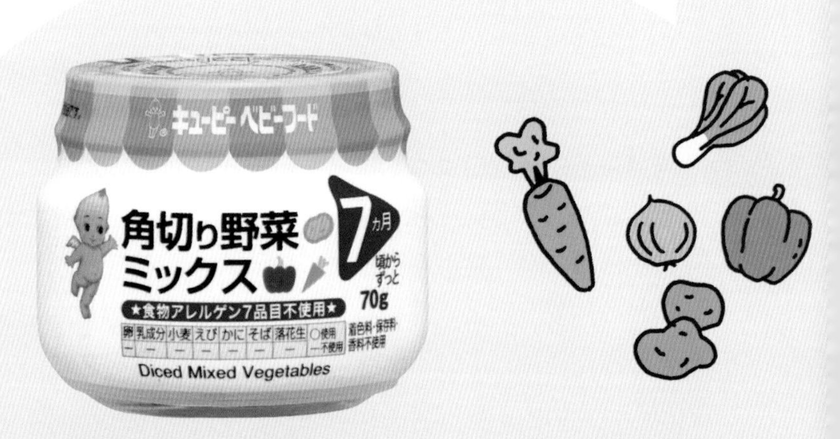

キユーピー　角切り野菜

離乳食のときはもちろん、軟口蓋裂の術後に大活躍でした。

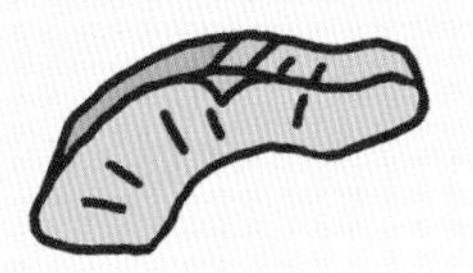

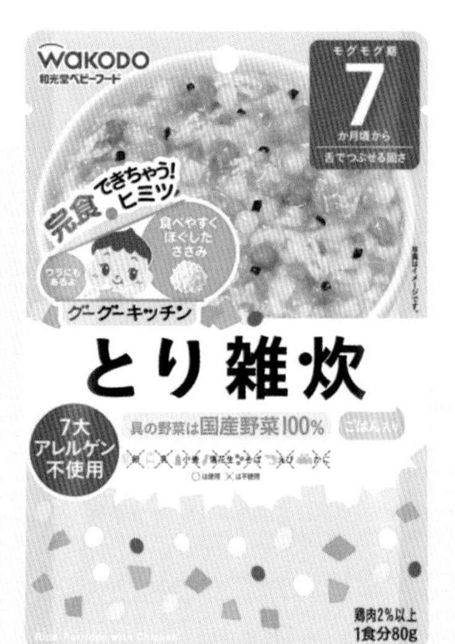

和光堂　パウチシリーズ

さまざまな味があり、作るのが大変なときに重宝しました。

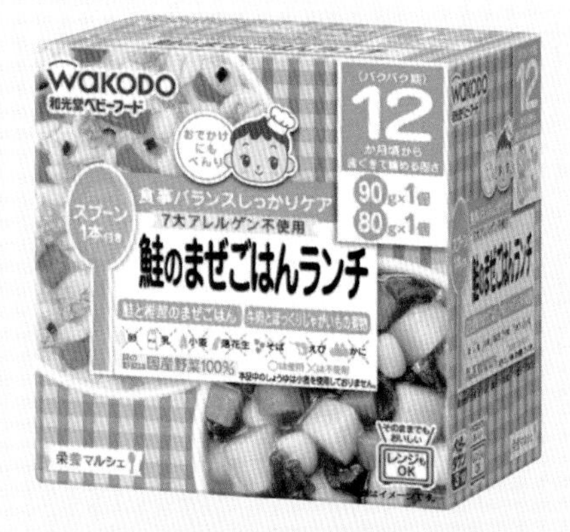

和光堂　ランチボックスシリーズ

スプーンも入っていてお出かけのときに便利！ 通院が長丁場の日は持参していました。

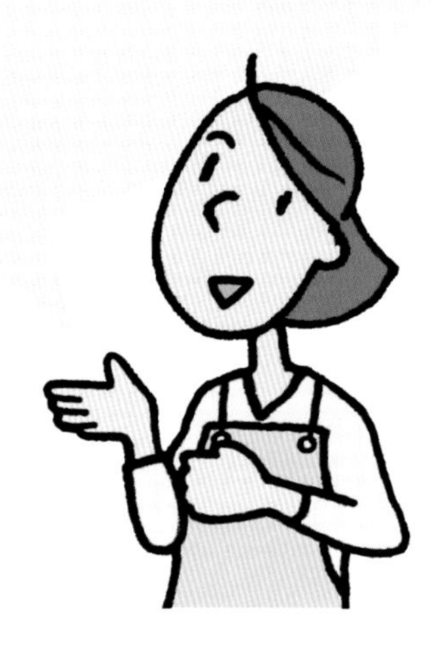

09 箸トレーニング、始めました

◎箸トレーニングを始める目安

スプーンが使えるようになったら次は「箸」が浮かびますよね。娘は現在3歳9カ月（執筆当時）、指先も器用に動くようになってきたので練習しています。

箸の練習開始の目安を下にあげます。手指の発達が進んでくると、始めやすいです。

箸トレーニングの目安

①スプーンを下から持ち、食事をしっかり食べることができる
②ピースができる
（指を自由に動かせるという面で目安にしやすいです）
③ハサミやボタンかけができるようになる

最初はトレーニング箸から始める人、子ども用の箸を使う人など、さまざまです。あまり早い時期からトレーニング箸を使って食べていると、「トレーニング箸でなきゃ食べられない！」ということもあるようで、外すのに一苦労したという話もよく聞きます。

あまり焦らず、スプーンで食べることが上達するのを待ってからでも遅くはありません。スプーンを器用に使えるようになると箸への以降もスムーズです。焦って始めなくても大丈夫です。まずは月齢にあった手先を使った遊びをたくさんしましょう。ブロック、積み木、ひも通し、粘土、折り紙、シール貼りなどがいいでしょう。遊びの中で発達が進み、手指が細かく動くようになります。

「口蓋裂をまだ閉じていないから箸はやめた方がいいのでしょうか？」など質問をいただくのですが、結論からいうと問題なし！ 練習ができるようでしたら、始めてよいです。

口蓋裂の術後はシリコンスプーンを使い、術部を傷つけないようにするようです。主治医の許可がおり次第、箸に戻ります。

箸を使うときは『箸は舐めない』『喉の奥まで入れない』『刺して食べない』『人にむけない』など約束を決めて始めましょう。

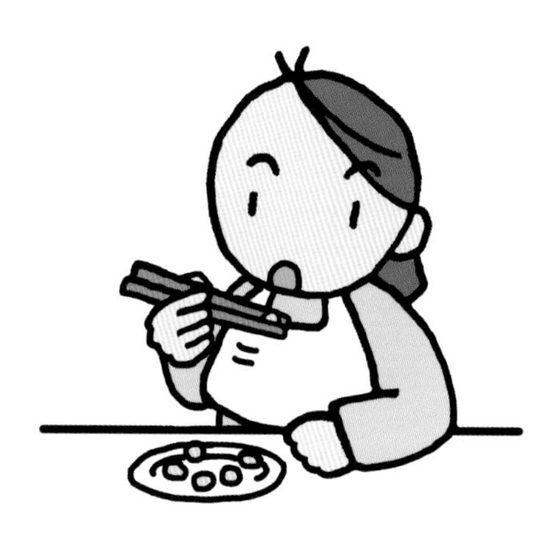

◎箸の選び方

子どもの手に合った箸を選び、成長に合わせて変えてあげることも大切です。

子箸の長さの目安

14cm；2歳〜4歳
15cm；3歳〜5歳
16cm；4歳〜6歳

または子どもの手の長さ＋ 3cm が持ちやすい長さといわれています。

キャラクター箸、矯正箸、六角箸、トレーニング箸などを使用しても、私はいいと思います。

そのご家庭の生活スタイルや、その子の箸への意欲や憧れに合わせて選んであげましょう。

おわりに

近年、少子高齢化や核家族化が進み、晩婚化・晩産化・育児の孤立化など妊産婦等を取り巻く環境が変化しています。結婚した夫婦の出生児数は減少傾向にあり、出生率も過去最小となっています。

また、地域のつながりが少なくなり近くに子育ての悩みを相談できる人がいないなど、子育ての孤立感や負担感が大きくなっています。

私自身も実家が遠く、近くに両親や友人もおらず、つらいときもありました。ただでさえ育児の悩みは多いというのに口唇口蓋裂の悩みは誰にも話せず、話してもわかってもらえず、悲しい気持ちになったこともありました。

それでも前向きになれたのは、治療をがんばっている娘のたくましい姿でした。また口唇口蓋裂を通じて知った家族会(Leonine)、Instagram や Twitter などの SNS で出会った友人たちは、お互いの治療に対する些細な悩みを話せる、親子にとって大切な存在です。娘が口唇口蓋裂で生まれてよかった、とは言えません。こんな大変な思いをしなくてもいいならしたくありません。しかし口唇口蓋裂をもって生まれたからには通院一つをとってもどうやったら楽しくなるかなど考え、必死に娘と向き合いました。そして同じように治療をがんばっている友達がいる、と思うと私一人だけじゃないと少し安心できました。

彼女の生活にはこれからも常に治療が付いてきます。食生活面では苦手な食べ物が増えないように工夫し、さまざまな食べ物に挑戦することを心がけています。食べることができた、自分で食べられたという喜びを、今まで以上に今後も経験させてあげたいです。

これからも悩みは尽きないと思いますが、前向きな気持ちだけは忘れずに、明るいお母さんでありたいです。この先、娘が苦労することがあっても目を逸らさず、一緒に娘の希望する形で寄り添ってあげたいと思います。

拙い文章、最後までお付き合いいただき感謝申し上げます。

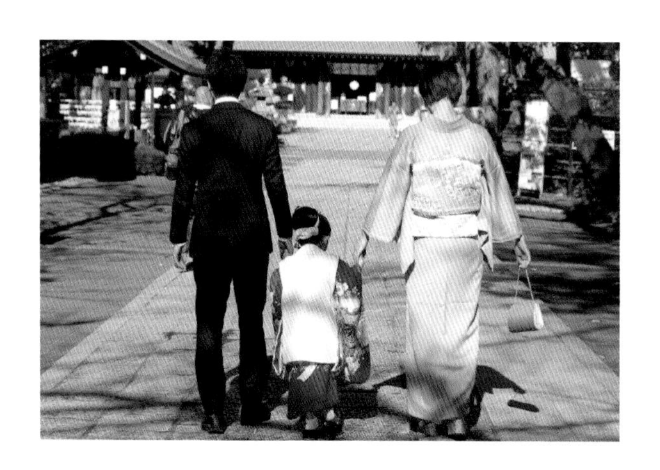

参考図書

1）『口唇口蓋裂児　哺乳の基礎知識』日本口唇口蓋裂協会 編、口腔保健協会。
2）『口唇口蓋裂児　離乳食の基礎知識』日本口唇口蓋裂協会 編、口腔保健協会。
3）『口唇口蓋裂児　幼児期の理解のために─先生へのお願い─』日本口唇口蓋裂協会 編、口腔保健協会。
4）『口唇口蓋裂児　学童期の理解のために─先生へのお願い─』日本口唇口蓋裂協会 編、口腔保健協会。
5）『口唇口蓋裂の理解のために　すこやかな成長を願って』鈴木俊夫・夏目長門 著、河合　幹 監修、医歯薬出版。
6）『啓太君のお母さんの口唇口蓋裂手帳』日本口唇口蓋裂協会 編、口腔保健協会。
7）『チーちゃんのくち』渡辺真美 文・絵、日本口唇口蓋裂協会 監修、口腔保健協会。
8）『口唇口蓋裂Q & A140』夏目長門 編著、医歯薬出版。

監修を終えて

著者であるはやしけいこさんは、ご自身の育児の経験を同じ悩みをもつお母様の参考にして貰いたいとの気持ちから出版を思い立たれました。ご自身のご経験をもとにわかりやすく、そして大変参考になる情報が盛り込まれた非常に優れた内容になっています。私たちは同じ悩みをもつ方々に一人でも多くお届けしたいと考えています。

この本は、特定非営利活動法人日本口唇口蓋裂協会の会員の皆様や企業からのご寄付、そして全国の歯科医院から寄せされる善意の撤去冠（使われなくなった金歯銀歯）のリサイクルによってお預かりした資金等によって出版されました。

本文には特定の商品名や治療方法が記載されています。口唇口蓋裂には記載されている方法だけでなく、様々な治療法や商品があります。しかし敢えて削除修正することなく、あくまで「ももちゃん」のお母様の離乳食の記録として記載しています。様々なご意見もあるかと存じますが何卒お許し下さい。

最後に、出版に際して多大なご助力を賜りました一般財団法人口腔保健協会の藤沼聡様に心より御礼申し上げます。

本書がお母様方の参考になることを願っております。

日本口唇口蓋裂協会では口唇口蓋裂に関するお悩みの電話相談や、口唇口蓋裂のお子様をもつ保護者の方のご要望を基にした図書の作成等を微力ながら行っています。こうした活動は日本口唇口蓋裂協会の会員の皆様によって支えられています。よろしければ、会員としてご助力賜れれば幸いです。

日本口唇口蓋裂協会では皆様に寄り添う情報の発信を目指し、公式 Twitter を運用しています。またホームページもございます。併せてご活用下さい。

令和２年５月吉日

国連認定法人（国連社会経済理事会協議資格ロスター）
特定非営利活動法人日本口唇口蓋裂協会
常務理事　夏目長門
編集担当　速水佳世

はやし　けいこ
大学卒業後、管理栄養士として企業で栄養相談・料理教室・特定保健指導等を行う。出産後は乳幼児の食事を専門とし、年間100件以上の相談経験と自身の経験を織り交ぜながらさまざまな角度から子どもの食環境をサポートしている。
Instagram　@momo.mealコドモを育む管理栄養士のrecipe

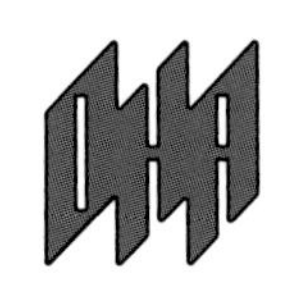

特定非営利活動法人 日本口唇口蓋裂協会
E-mail：jcpf@jcpf.or.jp

ももちゃんのお母さんの離乳食記録
—口唇口蓋裂児のお母さんのために—

2020年5月12日　第1版第1刷発行

著　者　はやし　けいこ
監　集　特定非営利活動法人　日本口唇口蓋裂協会
理事長　水野明久
発　行　一般財団法人　口腔保健協会
〒170-0003　東京都豊島区駒込1-43-9
電話　03-3947-8301
振替　00130-6-9297
http://www.kokuhoken.or.jp/

乱丁・落丁の際はお取り替えいたします.　印刷・製本／三報社印刷

ISBN978-4-89605-363-0　C0047